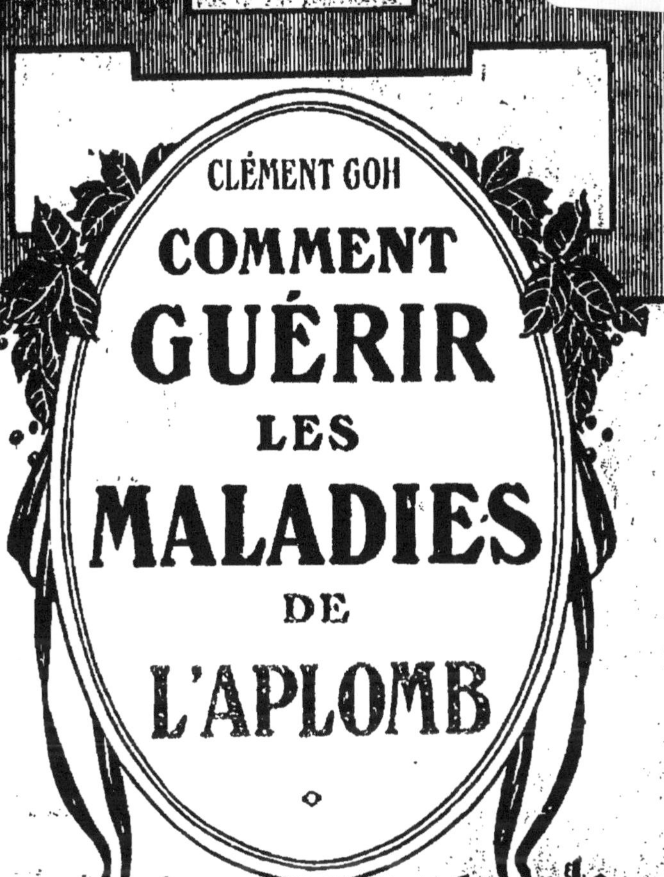

CLÉMENT GOH

COMMENT GUÉRIR LES MALADIES DE L'APLOMB

La vanité excessive
La fausse honte
Le Pessimisme

etc. etc.

COMMENT GUÉRIR LES MALADIES DE L'APLOMB

CLÉMENT GOH

COMMENT GUÉRIR LES MALADIES DE L'APLOMB

ÉDITIONS NILSSON
73, Boulevard Saint-Michel, 73
PARIS

PREMIÈRE PARTIE

LA VANITÉ EXCESSIVE — LA FAUSSE HONTE — L'ISOLEMENT — L'ATTITUDE FACTICE – LE PESSIMISME – LA HAINE DE L'EFFORT — L'AMPLIFICATION DU « MOI » — LA PUSILLANIMITÉ — L'ENVIE — LA VANTARDISE — ROUGEURS SPONTANÉES — LES MALAISES DE LA PERFECTION

Les maladies de l'aplomb sont classées sous une désignation qui les comprend toutes : La timidité.

On la laisse souvent croître, au point de devenir importune, car on la confond volontiers avec la modestie, que l'on a prônée longtemps à l'égal d'une vertu.

Il se trouve encore des éducateurs pour célébrer les mérites de la modestie, mais, disons-le bien vite, on ne devra suivre leurs préceptes qu'avec une réserve extrême, car, à l'époque actuelle, la modestie est un écueil sérieux pour ceux qui sont possédés du désir de réussite

Elle a, de plus, l'inconvénient grave de nuire à la conquête de l'aplomb ; enfin, elle est trop souvent le prétexte, derrière lequel l'incapacité et la paresse aiment à se réfugier, en se payant de raisons propres à sauvegarder la vanité, tout en flattant les penchants répréhensibles.

La vanité ! c'est la cause principale de bien des maladies de l'aplomb.

C'est, en effet, la conviction de leur importance qui pousse tant de timides à s'imaginer qu'ils captivent l'attention, au point de croire chacun préoccupé de leurs faits et gestes.

Ils se croient le point de mire de tout le monde et la peur de ne point briller comme ils le désireraient, leur fait perdre contenance.

A l'idée de se trouver dans un état d'infériorité, une tempête se déchaîne en eux, obscurcissant leur pensée et annihilant les faibles qualités de vouloir qu'ils possèdent.

Et le plus terrible, c'est que les timides par vanité ont conscience de leur faiblesse et, en même temps que le souvenir d'une aventure, cruelle pour leur amour-propre, ils conçoivent l'appréhension du retour des faits qui les martyrisent.

Ils savent qu'à la prochaine occasion ils seront en proie au même bouleversement, causé par la même idée d'infériorité probable, et qu'ils tomberont dans la même confusion, faute d'énergie pour surmonter leur trop visible embarras.

Aussi le vaniteux timide, loin de se corriger, voit tous les jours son défaut s'accroître, car le souvenir de l'émotion ressentie lui fait appréhender de la revivre et le rappel de l'humiliation qu'il a subie interviendra désormais dans chacune de ses méditations, créant autour de lui une atmosphère de crainte, bien propre à précipiter le retour d'incidents semblables à celui qu'il déplore.

Tous les timides par vanité ont le défaut de se croire incompris ; c'est la raison commode qu'ils se donnent à eux-mêmes, au lieu de chercher à atténuer leur tare, ils préfèrent cacher leur dépit sous le manteau de la présomption et attribuer à l'infériorité mentale d'autrui l'indifférence dont ils souffrent.

Ils préfèrent se dire que la plupart de ceux qui les entourent sont d'une essence trop grossière pour les comprendre et affecter envers autrui un mépris qui, du reste, ne froisse personne, car le timide est un être dont on se préoccupe peu et les observateurs seulement savent ce que ce masque de modestie voulue et de dédain affecté, peut cacher de rage impuissante et de besoins de sympathie refoulés.

C'est encore sur la vanité qu'est basée cette maladie de l'aplomb que l'on désigne sous le nom de « fausse honte ».

Pour certains timides entrer dans un endroit où beaucoup de gens sont assemblés est un supplice.

Il n'en faut chercher la cause ailleurs que dans une présomption exagérée, qui leur fait croire que tout le monde a les yeux fixés sur eux.

Aussi sont-ils au supplice à l'idée d'un manque imaginaire de tenue ou d'un défaut dans leur toilette. A force de vouloir se composer une attitude, ils perdent leur naturel, deviennent gauches et ce sentiment accroit d'autant leur embarras.

Il arrive souvent que l'appréhension se combine avec la honte ; cependant dans beaucoup de cas, l'une est plus marquée que l'autre.

Lorsque c'est l'appréhension qui l'emporte, l'émotion se traduit par une angoisse accompagnée de sueurs froides et une perturbation si grande que la volonté la plus élémentaire se trouve submergée par l'embarras.

La honte cause une sorte de stupeur, qui se combine avec la rougeur et la confusion.

Mais il est rare que ces deux sentiments ne se trouvent pas répandus à dose égale et leur mélange produit un tel trouble, que le timide ne tarde pas à perdre la juste notion des choses, pour ne la retrouver qu'en dehors de toute présence étrangère.

Alors, la constatation de son aventure amène un dépit, d'autant plus grand que sa gaucherie a été plus visible et il est rare que la confusion rétrospective ne détermine pas une recrudescence de la maladie de l'aplomb.

C'est alors qu'on voit le timide se replier sur lui-même se confinant dans un isolement, hautement vanté, qui n'est, au fond, qu'une bouderie à peine dissimulée, mais suffisante, cependant, pour éloigner toutes confidences et tout abandon.

Le timide se trouve donc le plus souvent seul, en face des déterminations qui lui sont imposées et cet isolement redouble ses appréhensions. Pressé de prendre une décision, il hésite, se résoud, se reprend, et finit par aboutir à une résolution batarde, qui ne peut amener aucune solution heureuse, et que, du reste, il regrette aussitôt qu'elle est devenue définitive.

Sa maladie de l'isolement est presque toujours celle du timide, car ce qui suscite en lui des émotions pénibles est surtout le contact de son semblable ; aussi recherche-t-il la solitude, sans se rendre compte qu'elle est pernicieuse pour lui, car c'est dans la solitude qu'il se représente à satiété les faits qui le remplissent de honte et dont sa mémoire conserve le souvenir latent, avec le détail de toutes les circonstances qui ont provoqué cette émotion.

A ceci se joint la torturante impression que, dans les mêmes circonstances, le phénomène se reproduirait inexorablement. Bientôt cette conviction épuise l'énergie en ressuscitant sans cesse des émotions mentales, que l'isolement transforme et grossit et on ne doit plus s'étonner que le timide se trouve en proie à l'idée fixe de la solitude, qui est moins l'amour de l'isolement que la phobie du monde.

Faut-il s'étonner que les timides soient rarement entourés de l'affection qu'ils ne savent pas solliciter et que tous les jours ils deviennent plus solitaires et plus incompris, dans la forteresse de leur infirmité, qui les isole de toute sympathie et les dérobe à toute expansion ?

Une des conséquences de cet état est la propension à cette autre maladie de l'aplomb qui prend la forme du pessimisme.

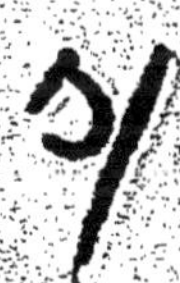

Le timide devient facilement un misanthrope et cette recherche de l'isolement le mène rapidement à l'hypocondrie. Se sentant presque toujours en état d'infériorité il en vient à détester ceux qui le lui font sentir, bien involontairement, parfois.

La dépression morale, mal combattue, prend très vite la forme de la malveillance et l'impuissance où il se trouve de provoquer les solutions heureuses lui fait admettre volontiers les pires conséquences des actes qu'il effectue.

Le pessimisme chez les timides, s'accroît avec leur insociabilité et l'impossibilité où ils se trouvent d'épancher leur cœur et de communiquer leurs sensations, excluant l'admission de tout avis différent, ils s'en tiennent à leur impression, qui est celle des impuissants.

Or comme il est toujours dur de s'avouer qu'on est l'artisan de sa propre déconvenue, ils trouvent plus simple de mettre la faute sur le compte de la société où tout va mal et de calomnier la vie qu'ils ne savent point rendre favorable.

Il est encore à remarquer que cette tendance au blâme général a toujours pour point de départ le dépit venant de l'impuissance.

Aussi voit-on rarement un timide pessimiste exempt d'envie. La constatation du succès des autres, mis en parallèle avec sa propre obscurité l'emplit d'une amertume qui se répand en paroles haineuses contre tout ce qui lui semble supérieur et contre tous ceux qui font montre des qualités que sa timidité lui interdit de posséder.

C'est la conscience de cette interdiction, qu'il est bien décidé à subir, plutôt que de réagir, pourtant, qui le porte à juger tout d'une façon amère et à voir le monde sous de sombres couleurs, car il sait que pour lui, les projets les plus chers, les entreprises les plus importantes, aboutiront toujours au désastre et à la déception.

L'exaspération de cet état produit cependant parfois un phénomène diamétralement opposé, bien connu des psychologues, sous le nom d'attitude factice.

Grâce à l'état d'isolement moral où il se confine, le timide en vient — faute d'éléments de contrôle — à se familiariser avec les idées les plus outrancières et, le défaut de contradiction aidant, il se figure qu'il est bon pour lui d'adopter une attitude en rapport avec l'état d'âme qu'il s'est forgé !

Par exemple, on voit quelquefois des timides adopter des airs de fanfarons, et, incapables de distinguer la réalité du rêve, se livrer à des récits amplifiés et à des déclarations de principe, qui ne manquent jamais, du reste, de tourner à leur confusion.

Ils sont comme les peureux qui se donnent du courage en chantant et en parlant très haut pour atténuer leur frayeur et se donner à eux-mêmes l'illusion de la bravoure.

Ils parlent avec suffisance, jugent les questions les plus ardues, tranchent sur tout avec autorité, mais deviennent muets et déconcertés, dès qu'ils trouvent un interlocuteur qui leur tient tête.

Cependant cette vantardise du timide ne contient pas seulement du mensonge, et c'est là son côté le plus dangereux.

Il est heureux, c'est vrai, de se donner de l'importance mais il est presque toujours à moitié sincère dans ses bravades, car elles sont le fruit des méditations solitaires, au cours desquelles il rejette volontiers l'homme qu'il est, comme le serpent rejette sa peau à une certaine époque de l'année et, s'évade de son enveloppe ordinaire, pour glisser vers le pays des illusions et devenir un nouveau personnage.

Ce dernier ne lui ressemble du reste en rien : il est celui qu'il voudrait être ; brave, hardi, éloquent et audacieux et la solitude dans lequel il se confine éloignant les contradictions, il se laisse aller aux fantaisies de son imagination, loin du contrôle des discussions, qui ne manqueraient pas de lui démontrer le ridicule du personnage qu'il a créé de toutes pièces.

Il est bien connu que le timide se trouvant, par suite de son infériorité, peu renseigné sur les choses ordinaires de la vie, subit la même impulsion que les enfants vers le merveilleux.

Comme eux, il transforme volontiers en incident le fait le plus simple, car son existence retirée est exempte d'aventures et l'expérience ne l'a pas blasé sur la production des ennuis ou des petits bonheurs quotidiens.

Tout lui semble donc bon pour créer l'aversion ou l'enthousiasme.

Cependant la vérité implacable ne manque jamais de venir lui rappeler le personnage qu'il est réellement et le dépit de sa défaite vient de nouveau réveiller en lui le besoin d'isolement qui peut être regardé à la fois comme la cause et le résultat des principales maladies de l'aplomb.

La haine de l'effort est encore, lorsqu'elle

est poussée trop loin, une des formes des maladies de l'aplomb.

Ceux qui en sont atteints souffrent d'autant plus qu'ils ont conscience de leur veulerie et ne peuvent trouver en eux l'énergie de réagir.

Ils restent donc en proie à la paresse qui les laisse hésitants sur la nature de leurs désirs, en même temps qu'ils ressentent un grand mécontentement d'eux-mêmes et une souffrance venant de la certitude de leur infériorité.

L'habitude de l'inaction physique engendre l'inaction morale et cet état habituel de paresse est la genèse de toutes les tares de l'aplomb, qui presque sans exception, puisent leur source dans l'abolition de l'effort.

L'amour de l'inactivité engendre encore la crainte des responsabilités et détourne de toute entreprise, pouvant amener des complications de nature à entraver la morne quiétude de laquelle le timide craint de sortir, quoiqu'il ressente lourdement le poids de son existence négative et qu'il soit le premier à souffrir d'un monotonie, que sa veulerie lui interdit pourtant de troubler.

Peu à peu la haine de l'action repoussant toute initiative, il en vient à se persuader de l'inutilité des efforts et c'est une sorte de pessimisme conscient qui s'empare de lui pour lui conseiller l'abstention.

Il en vient donc à ne plus penser que dans la mesure exactement indispensable et il résulte de cette sorte de néant un désarroi moral, qui le laisse en proie à toutes les suggestions hostiles au perfectionnement.

La maladie du « moi », qu'elle soit causée par l'amplification ou le dédoublement, est encore une des formes des malaises de l'aplomb.

Elle est causée par un sentiment exagéré de sa propre importance d'un côté et par l'impuissance d'action d'un autre.

Dans le premier cas, qui confine un peu à la vanité, le malade est doué d'une sensibilité exaspérée et sa timidité n'est qu'une forme généralisée d'un égoïsme inconscient, n'admettant pas que tout ce qui touche à son « Moi » ne soit pas pour tous les autres un sujet constant de préoccupation.

Aussi pour cette variété de timides, le moindre contact avec le monde extérieur atteint-il profondément leur être intime, car la moindre appréciation, la moindre impression se rapportant à leur personne, éveillent en eux un écho prolongé et presque toujours pénible, à moins qu'il ne soit joyeux hors de proportion.

« Il est, dit Stendahl, d'une excessive délicatesse et l'inflexion d'un mot, un geste inaperçu le mettent au comble de la joie ou du désespoir. »

Une attention, un compliment gracieux, le toucheront outre mesure, mais s'il croit deviner une marque de froideur, s'il croit apercevoir un sourire moqueur, ou entendre un mot malsonnant à son adresse, il en sera mortellement frappé.

Il est susceptible, ombrageux, prompt à la haine ou à la bienveillance exagérées ; en un mot c'est une sorte de déséquilibré, dont la manie peut prendre des proportions dangereuses pour son repos et celui de ses proches.

L'autre forme de l'amplification du « Moi », connue sous le nom de dédoublement est le résultat d'une trop grande proportion à l'analyse de soi-même qui crée une sorte de division de la personnalité.

On pourrait le comparer aux impressions réunies d'un acteur et d'un spectateur.

L'artiste s'efforce d'intéresser le spectateur et agit en conséquence, tandis que celui-ci juge, non seulement ses actes, mais encore critique la pensée qui les a suggérés.

Ce dédoublement est fréquent chez les timides atteints de la maladie de vantardise.

Ils portent en eux deux « Moi » dont l'un les fait souffrir par les gaucheries qu'il commet et le trouble ou il les maintient. C'est celui que les étrangers connaissent, celui qui se montre extéticurement.

Il est flétri de toutes les tares de la timidité ; il est gauche, maladroit, embarrassé, ombrageux et dénué de tout prestige.

L'autre est brillant, il peut même devenir héroïque à l'occasion.

Fort de toutes ces qualités, il devient un juge sévère pour le second « moi », qui seul se laisse voir ; et son intransigeance s'augmente du dépit qu'il ressent en constatant qu'il lui est impossible de secouer le joug sous lequel le maintiennent des forces cachées qui l'empêchent de se manifester.

Malgré les outrecuidances que le second « moi » suggère parfois au premier, la conséquence de ce dédoublement, quand elle n'est pas la vantardise dont nous venons de parler, dégénère en un autre malaise : La pusillanimité.

Cette maladie doit être soigneusement traitée, car ceux qui en sont victimes se trouvent jetés dans la vie avec une infériorité énorme.

Leurs qualités, si bien cachées par la paralysie momentanée de toutes les facultés que cause la timidité sont rarement reconnues et il est difficile de leur rendre l'hommage qui leur serait dû. Mais les pusillanimes ne pensent pas aussi loin : ils constateront simplement le défaut d'admiration, ils se croiront en butte à une conspiration unanime et leur chagrin de n'être pas devinés les fera détester ceux qui les ignorent. Bientôt ils deviendront plus farouches encore et finiront par douter de leur propre mérite et ils se laisseront aller à un sombre découragement.

Au lieu d'attribuer à l'ostracisme dont ils souffrent ses causes véritables, ils accuseront l'humanité tout entière et deviendront ces êtres, à la fois craintifs et révoltés, qui souffrent tout bas et cachent leur souffrance par haine de la pitié qu'elle pourrait soulever et par crainte d'un conflit, que leur pusillanimité ne leur permettrait pas d'aborder avec avantage.

Il est une autre maladie de l'aplomb que l'on désigne souvent sous le nom de : « Maladie de l'idéal » ;

Elle gît dans un désir immodéré de perfection, qui cependant ne peut-être taxé de noblesse, car il prend sa source dans la crainte d'une erreur, dont le résultat serait pour lui la naissance de complications auxquelles il ne saurait faire face.

Aussi celui qui en est atteint, craint-il toujours de n'avoir pas fait assez bien ou d'avoir pris une résolution blâmable.

Comme, par suite de l'isolement auquel il se condamne, le sens de la vie pratique lui manque, il fait intervenir dans ses projets et dans ses résolutions une recherche du mieux qui n'est qu'une aspiration maladive vers un idéal chimérique.

L'inaptitude au discernement et son défaut de connaissance, joints aux prétentions d'un orgueil mal discipliné, le mettent, dès qu'il se place sur le terrain pratique, en une posture d'infériorité tellement évidente, qu'il se réfugie dans des aspirations exaltées, que l'on définit sous le nom de « maladie de l'idéal ».

Ceux qui en sont affectés, sont presque toujours torturés par un autre malaise : celui des scrupules sans motifs. Eloignés par leur tare de tout enseignement pratique, ils ne parviennent pas à comprendre les exigences de la vie normale et les concessions qu'elles imposent, aussi s'alarment-ils en constatant une imperfection dans leurs actes.

C'est même la plupart du temps la seule chose qu'ils y voient ; le plus petit inconvénient les frappe, ils rêvent la perfection et, la rencontreraient-ils, ils sont encore décidés à l'analyser sévèrement pour le plus grand repos de leur conscience.

Mais hélas ! la perfection n'est pas de ce

monde et les timorés souffrent continuellement de ne l'y point rencontrer.

Nous allons maintenant parler des maladies plus tangibles, de celles qui méritent ce nom, pris dans le sens physiologique.

La plus répandue est le balbutiement, qui devient du bégaiement.

Ceci s'explique par l'émotion ressentie dont l'un des effets est de produire sur le système musculaire, une contraction, dont la répercussion amène un trouble certain dans l'organisme.

Le résultat le plus commun de cette action nerveuse est l'apparition du balbutiement, d'abord, du bégaiement ensuite.

Si ces deux infirmités sont soignées dans l'origine, elles peuvent facilement disparaître ; mais si elles sont négligées, elles ne feront que croître, car la confusion qu'elles produiront augmentera encore l'embarras timide qui les a provoqués.

La crainte de donner le spectacle de leur infériorité empêche les timides, atteints de balbutiement de prendre la parole car ils craignent de se trouver de nouveau arrêtés dans leurs discours par la défectuosité de leur langage et cette appréhension ne fait qu'aider à la produire, car elle vient la plupart du temps, de la confusion des idées, qui se précipitent en cohue informe et pressée, sans se préciser suffisamment pour amener l'expression propre sur les lèvres.

Il est une maladie bien connue des timides, que les savants ont classée depuis longtemps sous un nom barbare : l'Eurathophobie. Elle consiste en l'apparition spontanée d'une rougeur qui, montant à leurs joues, les enveloppe d'une bouffée chaude et les couvre d'un vermillon qui les désigne à l'attention du public.

Cette rougeur est encore augmentée par l'appréhension de son retour.

Ce qu'il y a de remarquable dans cette maladie, c'est qu'elle ne se produit pas lorsque le timide est seul ou si il ne se croit pas observé.

La crainte de rougir détermine uniquement la poussée rose et il suffit que le timide se dise : « Je vais rougir », pour qu'immédiatement ses joues se couvrent du plus beau vermillon.

Ce malaise se produit presque toujours sous

l'impression d'une pensée intérieure et répond à l'idée secrète du timide qui est : « Pourvu qu'on ne se doute pas de ce que je pense, j'aurais grand'honte si l'on pouvait lire dans ma pensée. »

Un médecin citait dernièrement le cas d'une jeune fille qui, étant courtisée par un jeune homme à l'insu de sa famille, se prit un jour à rougir lorsqu'elle entendit prononcer son nom.

Cette rougeur fut observée par sa mère qui lui en fit la remarque. A partir de ce moment, chaque fois qu'elle entendit nommer ce jeune homme *par sa mère ou devant sa mère* elle sentit ses joues envahies d'un afflux de sang. Mais lorsque ce nom était jeté dans la conversation hors de la présence maternelle, le phénomène ne se produisait pas, car elle ne se sentait point observée à ce sujet.

Cependant, il arriva qu'un jour sa mère, impatientée de cet état de choses, s'en ouvrit à des parents qui prirent la chose en plaisantant et en firent part à des amis, pour taquiner la jeune fille innocemment, (du moins ils pensaient ainsi.)

A partir de ce moment, elle ressentit devant tous le même embarras que devant sa mère et elle finissait par rougir, non plus seulement au nom du jeune homme, mais à celui de ses parents et de ses proches.

Parfois encore cette rougeur est fortuite et ne se renouvelle pas si l'on n'y porte pas attention ; mais elle se reproduit inexorablement si l'on a pris soin de la remarquer.

On citait encore ce cas d'une femme ayant rougi sans motif au moment où l'on parlait devant elle d'un homme qu'elle ne connaissait absolument pas. Une personne présente fit remarquer cette rougeur. Elle se reproduisit alors chaque fois qu'elle fut malignement provoquée et la pauvre femme avait beau jurer qu'elle ne connaissait pas cet homme et qu'elle ignorait tout de lui, aussi bien sa personne physique que son état social, personne ne voulut la croire et elle eut profondément à souffrir de soupçons qui l'outrageaient.

La phobie de l'espace est encore un des phénomènes physiques de la timidité.

Certaines gens sont incapables de traverser

seuls une place sans se trouver menacés de défaillance. Leur manque habituel d'aplomb, finit par déterminer en eux un besoin de protection qui se traduit, par une angoisse si violente, qu'elle devient une impossibilité d'initiative.

Il est à remarquer que si ces gens se trouvent réellement seuls, c'est-à-dire si aucun passant, aucune voiture n'est en vue sur la place, ils traverseront sans hésiter ; mais s'ils croisent d'autres promeneurs, ils s'arrêteront au bord du trottoir et ne pourront trouver en eux la possibilité physique d'avancer.

S'ils sont accompagnés, serait-ce d'un enfant en bas âge, l'impression de vide disparaît aussitôt ; la présence d'un compagnon dissipe l'angoisse de solitude qui les étreint et les encourage, alors même que ce protecteur serait un petit enfant qui aurait lui-même besoin d'être protégé.

Dans le même ordre d'idées on cite encore les timides auxquels il est impossible d'écrire devant témoins; s'ils veulent s'y décider, ils sont immédiatement pris de la crampe de l'écrivain et la plume leur échappe des doigts.

D'autres sont pris d'un engourdissement qui dégénère bientôt en une raideur et une impossibilité totale de flexion.

Comme dans la plupart des cas, si le timide n'est plus observé, tous ces phénomènes disparaissent et il peut écrire librement.

Il est, du reste, très fréquent de voir des gens incapables de produire en public un acte, qui leur est cependant familier.

Certains chanteurs, dès qu'ils se sentent écoutés, perdent contenance et chantent d'une façon pitoyable ; des pianistes, dont le talent est cependant incontestable, sont paralysés devant des auditeurs étrangers, au point de faire douter de leur talent.

Combien de gens spirituels passent pour des sots parce qu'en dehors du cercle de leur famille et de leurs amis, il leur est impossible de ne pas se déconcerter au point de perdre le fil de leurs idées !

Les maladies de l'aplomb sont donc des tares qui attaquent, non seulement la renommée, mais encore la santé et tarissent les sources de la vie, car les palpitations qui accompagnent presque toujours le trouble des malades, peuvent par leur fréquence nuire d'une façon plus ou moins sérieuse à l'équilibre de leur santé physique.

On ne saurait donc trop s'appliquer à guérir ces maladies ; c'est ce que nous allons nous efforcer de faire dans la deuxième partie de ce livre.

DEUXIÈME PARTIE

MOYENS PROPRES A ENRAYER & A GUÉRIR LES MALADIES DE L'APLOMB

L'impressionnabilité vaniteuse

C'est, nous l'avons vu la conviction qu'ont la plupart des timides, de l'importance attachée à leurs faits et gestes, qui les rend si faciles à déconcerter.

Il est certain que le même timide qui se trouble à tout moment, et semble à peine capable de se conduire sans gaucherie, au milieu de ses camarades ou des gens qui forment le cercle de ses relations, retrouve tout son aplomb quand il se voit au milieu de gens inconnus et surtout quand il se croit sûr de n'être pour eux qu'un anonyme.

Cette impression est si profonde qu'on a vu maints écrivains obtenir de véritables succès sous des pseudonymes alors que sous leur nom ils ne produisaient que des choses médiocres.

La raison de cette anomalie n'est autre qu'une vanité exagérée, greffée sur une grande faiblesse de caractère.

Le souci de leur amour-propre, la crainte des railleries et *surtout* l'appréhension de ne pas briller suffisamment, tous ces sentiments joints à la débilité morale qui ne permet point de réagir, amènent une nervosité que les timides connaissent bien et dont ils redoutent l'apparition, au point que cette crainte même finit par créer un état nerveux bien propice à provoquer l'apparition des inconvénients qui les mettent au supplice.

Le seul remède efficace contre cet état d'impressionnabilité est de rejeter le plus possible sa personnalité propre pour cultiver l'anonymat.

Par exemple, M. A. se trouve atteint de la tare dont nous parlons et il en souffre d'autant plus qu'il se sait possesseur de certains moyens qu'il serait heureux de faire valoir ; mais la maladie de l'aplomb que nous décrivons ici le tient : en proie à tous les sentiments déjà cités il ne peut maîtriser l'appréhension, la confusion, l'humiliation qui le paralysent complètement, dès qu'il se sent observé.

Que doit-il faire ?

Réfléchir et se dire que si M. A est prêt à mourir de dépit et de honte à l'idée d'un échec ou d'une exhibition ridicule, ce même M. A verrait d'un œil indifférent M. B. subir ces humiliations.

De là à adopter dans la mesure du possible — le personnage de M. B. il ne doit pour lui se présenter aucune hésitation.

Il s'efforcera donc de se trouver dans un milieu où il est complétement inconnu, ou bien il adoptera un pseudonyme ; cela est très facile et tout à fait admis pour ceux qui veulent avoir un contact avec le public.

Ce n'est donc plus M. A qui sera en cause, mais M. B, un inconnu, dont les gaucheries n'atteindront pas le renom de M. A.

Fort de cette sorte d'anonymat, M. A fera mouvoir M. B sans crainte ; il se verra débarrassé de l'appréhension et sa nervosité s'éteindra peu à peu.

Il commencera d'abord par fréquenter des

milieux où M. B. lui-même est un personnage sans importance et ce sentiment lui donnera confiance et lui permettra de conserver un maintien aisé.

Puis il s'enhardira en voyant combien M. B est sympathique et comme il lui est facile de passer inaperçu ; aussi ne se sentant pas observé, il perdra l'habitude des attitudes gênées, il parlera sans contrainte, en se mêlant d'abord à la conversation, puis en entreprenant de se faire écouter à son tour.

Ensuite il se donnera pour tâche d'y briller et chacun des succès de M. B sera une victoire pour M. A qui est bien décidé à ne prendre à son actif que les succès de ce personnage.

Dans cet effort, il perdra tous les jours un peu de son infériorité passée et conquerra quelque chose sur la maîtrise à venir. Il en viendra bientôt à revêtir sa nouvelle personnalité qu'il confondra avec la sienne et de ce jour-là il pourra se déclarer guéri.

A ceux qui diraient que ce moyen ne peut être mis en pratique par tout le monde, nous objecterons que dès qu'il s'agit de la guérison, une supercherie bénigne peut toujours être mise en jeu ; quant à ceux auxquels leur situation interdit le port d'un pseudonyme, il leur sera toujours facile — même avec la complicité d'un ami averti, ou, mieux encore avec celle du médecin — de fréquenter des milieux où ils seront complètement inconnus. Cela équivaut à l'anonymat et présente les mêmes avantages, car il suffit que M. A soit convaincu par l'attitude de M. B. qu'il est un homme comme les autres et même supérieur à bien d'autres sur certains points, pour qu'il retrouve immédiatement les moyens qu'une vaniteuse débilité lui avait fait perdre.

Il acquerra encore la conviction qu'il peut être compris et apprécié selon ses mérites et il s'efforcera de les augmenter, afin d'obtenir les suffrages de ceux dont il redouta si fort les railleries.

Arrivé à ce point, le vaniteux est bien près d'être guéri et s'il veut appeler à son aide l'énergie qui maintient les résolutions, il est certain du prompt succès.

La fausse honte

Le remède contre la fausse honte différera peu, car cette maladie est basée sur un motif analogue.

S'il est possible de prouver au malade qu'il passe inaperçu et si on parvient à lui démontrer qu'il n'a pas attiré l'attention, on arrivera peu à peu à dompter son appréhension, concernant le jugement des autres.

En outre, il sera bon pour lui de s'imposer une tâche, concernant la répression de son défaut.

Il s'étudiera à entrer dans les endroits où se trouve réunie une nombreuse assemblée et il adoptera un maintien simple et assuré.

Pour cela il travaillera avec soin son personnage : d'abord le matin devant sa glace, puis il s'efforcera de garder cette attitude pendant toute la journée ; aussitôt que son assurance l'abandonnera il corrigera son maintien en s'appliquant à prendre l'air naturel et dégagé.

Pour commencer, il choisira les endroits où il n'est pas connu, en sorte que ses gaucheries étant anonymes, elles n'auront pas le pouvoir de l'impressionner. Il lui serait même loisible, dans le cas où il aurait commis une maladresse, de changer de milieu, afin de n'être pas poursuivi par l'appréhension d'une rechute, vis à vis des mêmes personnes.

Les réunions publiques, les théâtres, les conférences seront autant de lieux où il pourra exercer ses tentatives.

Lorsqu'il aura pris l'habitude d'entrer avec naturel, de prendre place sans se déconcerter et de s'asseoir sans avoir à se reprocher une gaucherie, il pourra prendre l'initiative de quelques phrases de conversation, au cours desquelles il s'étudiera à conserver de l'aisance, en évitant à la fois la gêne ou la trop grande désinvolture, qui, étant donné son peu d'habitude de la mesure, ne tarderait pas à passer pour de l'outrecuidance; et c'est ce qu'il faut éviter à tout prix.

Ce dont il doit surtout se garder, c'est de se sentir en disparité de sentiments avec les gens auxquels on s'adresse, car cette constatation ferait immédiatement naître la crainte de n'être point compris, ce qui serait provoquer l'apparition de l'embarras.

Dès que le timide aura perdu le sentiment de son isolement moral, il n'aura plus de raisons pour rechercher la solitude et verra tout sous un jour plus riant ; les choses ne lui sembleront plus immuablement sombres et il pourra plus aisément éviter la maladie connue sous le nom de :

Pessimisme des timides

Cette nuance de tristesse permanente, causée par les états de conscience du timide est encore augmentée par la notion de son infirmité, qui, s'il ne réagit pas, ne tarde pas à prendre les proportions d'une tare physique et apparente.

Il résulte de cette constatation une tendance à trouver dans tout une partie des défauts que l'on possède. Cela détermine une habitude de dénigrement qui s'étend du particulier au général et on trouve que tout va mal dans le monde, pour s'excuser d'être aussi imparfait soi-même.

C'est à travers ses défauts que le timide pessimiste aperçoit l'univers, aussi y trouve-t-il tout mauvais et déplorable, et finit par travestir la joie la plus franche en un motif de désenchantement.

Arrivé à ce point, le pessimiste touche à la neurasthénie et l'intervention du médecin du moral devient nécessaire.

C'est une erreur de penser que les distractions sont un remède toujours efficace. La plupart du temps, au contraire, le malade les repousse et s'entête dans sa misanthropie en niant les joies qui lui sont attribuées.

C'est au médecin à savoir opérer la diversion voulue, en étudiant le caractère et la nature du sujet.

On cite le cas d'un timide, poussant le pessimisme jusqu'à la neurasthénie, qui se trouva guéri par l'annonce de sa ruine imminente.

Les démarches qu'il dût faire à ce sujet le tirèrent de son habituelle torpeur et cet homme qui niait le pouvoir et les avantages de la richesse, se trouva si fort désolé d'être menacé de les perdre, qu'il tenta tout ce qu'il était possible d'entreprendre pour enrayer ce désastre.

Pendant ce temps, la maladie pessimiste, s'était envolée et il se réveilla de cette crise avec une fortune diminuée, mais riche d'un pouvoir inconnu jusque là : celui d'en jouir.

Le meilleur parti à prendre pour dissiper cette tendance des timides au pessimisme est de leur créer une diversion : joie, amour, haine, travail, etc., etc...

Un profond observateur a guéri un de ces malades en lui inspirant la passion de la collection et en le mettant au défi de trouver tel ou tel objet, dont la valeur d'origine était considérable.

D'autres ont su inspirer un sentiment de crainte et les facultés du timide tendues vers une appréhension spéciale, ont fait dériver les autres au profit de celle-là.

La condition essentielle est de sortir le timide de son apathie en lui prouvant qu'il peut encore prendre de l'intérêt à la vie.

Il serait cependant maladroit de lui démontrer

son évolution avant qu'elle n'ait été entièrement accomplie, car le malade ne manquerait de nier les progrès et de s'empresser de les enrayer, ne serait-ce que pour prouver qu'il a raison.

Cette cure doit être entreprise avec un grand sens de la délicatesse et une grande connaissance des aspirations de celui que l'on veut guérir.

L'attitude factice

Nous avons dit quels sont les sentiments qui la produisent il s'agit donc de faire disparaître ces sentiments ou d'en montrer l'inanité.

La besogne n'est pas toujours simple, car l'isolement moral du timide lui a créé une mentalité spéciale et le manque de contrôle lui interdit de comprendre le ridicule de l'attitude qu'il a choisie.

Il est donc nécessaire de l'amener de lui-même à en voir les côtés ridicules ; cependant il faut bien se garder de les lui démontrer brutalement, car on n'obtiendrait de lui qu'une retraite, encore plus farouche, au cours de laquelle les idées déformatrices prendraient en lui des racines trop nombreuses et trop solides.

Le sentiment de la mesure devra être celui qu'il s'agira de faire naître en lui, avec celui du naturel et de la simplicité.

Pour y parvenir, la tactique employée sera complètement différente de celle dont on se servira vis-à-vis des timides par vanité.

Au lieu de paraître les ignorer, on s'appliquera au contraire à exalter leurs actes, mais leur actes simples seulement ; on affectera de passer sous silence les exagérations de sentiment et de ne pas remarquer l'artifice de leur attitude.

Peu à peu on les amènera à discuter et ils en arriveront ainsi à subir le contrôle des idées d'autrui ; au contact des idées saines, les leurs se modifieront sans qu'ils s'en aperçoivent et le soulagement qu'ils en ressentiront, les aidera à supprimer toute tendance exagérée vers un merveilleux, qui prend trop souvent la forme du ridicule.

Mais il est indispensable d'amener ce changement sans qu'ils s'en aperçoivent, car la vanité de la faiblesse aidant, ils ne manqueraient pas d'affirmer leur attitude défectueuse, ne serait-ce que pour ne pas convenir de leur tort.

Le meilleur moyen est donc de leur suggérer l'attitude de la simplicité et leur propension à l'artifice des attitudes sera le meilleur complice du médecin, qui parviendra ainsi à son but en produisant chez le sujet le minimum de résistance.

La haine de l'effort

Cette maladie, si commune parmi les timides, provient souvent d'un pessimisme, niant toute efficacité de l'action.

Elle est encore la résultante de la veulerie, gisant au fond de l'âme de tous ceux qui souffrent des maladies de l'aplomb.

L'abstention, lorsqu'elle ne repose pas sur une résolution arrêtée, découle toujours d'une paresse d'agir ou de penser qui, lentement se transforme en une impossibilité ; il est plus simple de ne rien faire ou de ne faire que le minimum d'efforts et ainsi s'enliser dans une inaction que l'on vante volontiers, tout en en souffrant profondément, car l'atonie physique entraîne le néant des résultats.

Une sage répartition de quelques exercices physiques et mentaux sera donc nécessaire pour remédier à ce manque d'énergie ; quelques occasions devront être fournies au sujet de sortir de son apathie ordinaire, pour entrer dans la voie d'une activité, qui, pour commencer devra être très mesurée.

Peu à peu on augmentera la durée des exercices, on multipliera les occasions, on mettra le malade en face de quelque résolution, dépendant uniquement de lui-même et fournissant matière à réflexion et si ce régime est adroitement préparé, l'indolent ressentira bientôt un tel soulagement, il éprouvera un tel bien-être physique et moral que l'achèvement de la guérison ne sera plus qu'une question de temps.

La pusillanimité

Rien n'est plus déprimant que cette perpétuelle crainte, qui range le timide parmi les êtres inférieurs.

Elle est faite d'émotion, d'appréhension, de scrupules, de honte et de peur.

Il s'agit de combattre tous ces sentiments à la fois et de prouver au malade que ces craintes sont vaines. Pour cela les discours sont superflus ; il est besoin d'un traitement physique et d'un entraînement moral à la fois.

Le traitement moral consistera donc à feindre de ne point voir son émotion et à agir comme si elle ne s'était point produite.

S'il paraît s'étonner de ce manque de clairvoyance, on lui objectera qu'en effet, on s'est bien aperçu de son embarras mais qu'on n'a pas eu l'idée de l'attribuer à un sentiment qui ne pouvait pas exister. Et on le remettra en face de l'émotion qu'il vient de ressentir ; s'il est possible même, on la suscitera de nouveau, ne serait-ce que pour lui en démontrer l'inanité.

Il faut agir avec lui comme on le ferait avec ces enfants peureux que l'on rassure en leur faisant toucher du doigt l'oripeau qu'ils ont pris pour un fantôme.

Simultanément on entreprendra de faire suivre au malade un traitement physique destiné à fortifier ses muscles ; on lui fera faire de longues promenades, au cours desquelles on lui donnera souvent l'idée de prendre une décision, soit qu'il s'agisse d'un changement de direction, d'une halte ou du choix d'une route, lui donnant ainsi occasion de vaincre l'hésitation ordinaire à tous les timorés ; enfin on cherchera par tous les moyens à développer les qualités d'endurance qu'on désirerait lui voir posséder.

Le bégaiement du timide

Ce défaut peut être attribué la plupart du temps autant à l'émotion qu'au manque de fixité dans les pensées.

L'embarras de l'élocution vient le plus souvent de ce que le timide ne sait pas formuler ses pensées, ou plutôt de ce que l'émotion l'empêche de les laisser se développer en son cerveau, avant de les traduire par la parole.

S'il veut parvenir très vite à se corriger, il lui suffira de s'astreindre à ne prononcer que les phrases qu'il a largement pensées et à le faire lentement et posément.

Il s'astreindra à répéter tout seul le mot ou les mots qu'il a bégayés dans son émoi et il ne s'interrompra que lorsqu'il les énoncera sans hésitation.

Il s'habituera à parler haut et distinctement ; il ne négligera aucune occasion de prendre la parole dans l'intimité de la famille et il notera soigneusement ses défaillances pour les corriger, en s'exerçant dans la solitude à redire les mots qu'il a mal prononcés.

Nous ne parlons ici, bien entendu, que du bégaiement déterminé par l'émotion ; nous ne nous occupons point ici d'une tare physiologique, demandant un traitement spécial.

La rougeur spontanée (Eurothophobie)

Etant donné que cette maladie ne se manifeste que devant témoins, il est facile d'en déduire qu'elle est causée par l'appréhension des déductions que l'on pourrait tirer de son apparition, coïncidant avec un certain sujet de conversation.

Il est donc de toute nécessité de feindre d'ignorer ces rougeurs et de ne point témoigner que l'on s'en est aperçu.

Si on peut les prévoir, on fera en sorte de ne point regarder le sujet dans le moment où elles auraient raison de se produire ; dans le cas contraire on affectera, non seulement de ne pas les voir, mais on remettra la conversation sur le sujet redouté et on l'y maintiendra, jusqu'au moment où, la crise passée, il sera possible de prononcer les mots évocateurs sans amener de trouble.

On recommencera l'expérience le lendemain et on continuera ainsi, atténuant chaque fois l'émotion en multipliant les faits qui la produisent.

La préoccupation du malade est celle-ci : « Je vais rougir, qu'en pensera-t-on ? » Or il est essentiel de lui prouver qu'on n'en pense rien et s'il est possible le mieux est encore de lui laisser croire qu'on ne s'en est pas aperçu.

Cette croyance apaisera son appréhension, atténuera son émoi et le rendra moins accessible au retour de cette incommodité que la crainte seule fait surgir.

La phobie de l'espace

Outre le traitement usité dans les cas de maladies nerveuses, un traitement mental aura bien le meilleur effet sur les malades affectés de cette phobie.

Il sera bon de les intéresser, au moment où elle se manifeste, de façon à faire passer autant que possible inaperçue l'aide qu'on leur apporte.

En aucun cas, le besoin de soutien qui les hante, au moment de la traversée d'une rue ou d'une place ne sera ouvertement pris en considération par la personne qui les accompagne.

C'est tout en causant que l'on appuiera négligemment la main sur leur épaule, pour les rassurer et leur donner ce sentiment de quiétude sans lequel ils resteraient hésitants, au bord du trottoir, en proie à la sensation de gouffre, qui les atteint en pareil cas.

En multipliant ces expériences, on en viendra à rendre le contact de plus en plus léger, jusqu'au moment où le geste seul suffira.

Très doucement alors, on fera remarquer cette victoire au monomane et on essaiera de le laisser à lui-même, sans cependant le quitter.

S'il sort victorieux de l'épreuve, on l'étendra en affectant de s'écarter de lui au moment critique, et, peu à peu, il redeviendra ce qu'il doit être.

Les impossibilités physiques

Pour tout ce qui regarde les phobies qu'une timidité extrême apporte avec elle, aussi bien qu'en ce qui concerne tous les cas que nous venons de citer, il est essentiel de faire suivre au sujet deux traitements simultanés, l'un tout à fait physique, l'autre entièrement moral.

Nous allons les décrire tous deux dans leurs grandes lignes.

Traitement physique

L'hygiène bien entendue doit être le point de départ de ce traitement.

Il s'agira d'abord de pratiquer la respiration bien comprise. C'est le meilleur moyen de donner au cœur une impulsion plus ferme en facilitant l'action des poumons.

On s'exercera donc à respirer fortement et lentement, jusqu'au moment où les poumons sont emplis d'air, puis on conservera cet air pendant quelques secondes et on le rejettera lentement, en ayant soin d'élargir la cage thoracique en creusant l'abdomen.

Une dizaine de respirations profondes amènent un calme passager et si cet exercice est souvent renouvelé la propension à l'essoufflement et l'accélération des battements du cœur qui sont des malaises si fréquents chez les timides, ne tarderont pas à s'atténuer, diminuant ainsi les chances d'accès.

On s'exercera encore à conquérir l'assurance du regard. Il s'agit de développer la puissance du nôtre, en évitant de subir celle du regard d'autrui.

Il s'agira donc de fixer, d'abord des objets quelconques, avec la volonté exprimée tout haut d'assurer la puissance de son regard.

Ensuite on s'étudiera à regarder les gens auxquels on parle, non dans les yeux, de crainte de subir l'influence de leur regard, mais *entre* les deux yeux, à la racine du nez, afin d'éviter l'attirance de leurs regards, tout en leur faisant sentir la puissance du sien.

On s'appliquera encore à garder les paupières ouvertes, sans clignement et pendant cet exercice, on se gardera bien de penser à autre chose qu'à cette phrase que l'on répétera à haute voix.

« JE VEUX CONQUÉRIR L'APLOMB »

En même temps on entreprendra une lutte contre la gaucherie dont la conscience apporte un trouble certain dans la conduite, en causant un désarroi qui se traduit toujours par la confusion.

On écartera le souvenir des exhibitions où l'on s'est couvert de ridicule, ou si l'on veut y penser, ce sera avec la ferme résolution d'en éviter le retour.

On s'exercera d'abord, après quelques exercices respiratoires, à ouvrir largement la poitrine en rejetant la tête en arrière et en étendant les bras, non par brusques saccades mais dans un mouvement très large et très rythmé.

C'est le défaut des timides de ne point accomplir leurs gestes, mais de les briser après les avoir ébauchés seulement.

Ensuite on se placera devant une glace et on cambrera les reins, en se donnant une attitude fière et aisée.

On fera quelques pas en conservant cette attitude et en contrôlant dans la glace son maintien absolu, puis on choisira une phrase et on la répétera en l'accompagnant de gestes sobres, mais toujours larges et non étriqués.

En répétant cette phrase — qui doit être prise dans le répertoire de celles que l'on emploie couramment — on s'observera soigneusement, en évitant tout balbutiement et en assurant son regard, ainsi que la correction de son maintien.

En même temps, dans tous les actes qu'on accomplira, on s'étudiera à éviter les mouvements carrés, étroits, qui sont ceux des timides; dès qu'on se surprendra à en esquisser, on se mettra devant la glace et on répétera le mouvement en cherchant à lui donner de l'ampleur.

On s'appliquera encore à conserver une attitude harmonieuse dans tous les mouvements que l'on exécute, si simples soient-ils : en se coiffant, en nouant sa cravate ou en accomplissant toutes les menues besognes de la toilette, on aura soin de chercher à développer la grâce et l'harmonie du geste.

Dans la rue, on maintiendra cette attitude en portant (sans exagération, toutefois,) la tête haute, en marchant résolument et en regardant bien droit devant soi.

Si, dans les premiers temps, cette attitude semble trop difficile à conserver, on s'assignera un temps donné pour la garder et ce temps devra tous les jours être augmenté de quelques minutes, jusqu'à ce que ce maintien devienne naturel.

On ne doit pas oublier que le sentiment de

leur gaucherie apparente est pour beaucoup dans les maladies de l'aplomb. En supprimant cette gaucherie, on parviendra donc à supprimer une des causes principales de la timidité.

Exercice raisonné (ou mental)

Le premier de tous doit être l'examen journalier, fait avec une sincérité qui ne laisse aucune place à la dissimulation.

Chaque phrase malheureuse sera reprise, chaque attitude commentée et ainsi se tracera le plan d'étude pour le lendemain.

On prévoira les entrevues que l'on doit avoir et les mots qu'il faudra prononcer et on s'endormira en se disant : *Demain je ferai ou je dirai telle chose et je me promets d'avoir de l'aplomb.*

Les mots ont une force attractive indéniable et s'endormir sur une résolution de ce genre, c'est créer une association d'idées qui ne peut qu'être favorable au plus haut degré.

L'exercice mental doit surtout se résoudre

en une sorte d'affirmation de la volonté d'acquérir l'aplomb et cette volonté, renforcée par l'application et par les exercices physiques que nous avons décrits, ainsi que par les divers traitements que nous avons mentionnés, aura très vite raison de ces infirmités dont on sourit parfois, mais qui n'en sont pas moins de sérieux obstacles au bonheur de la vie : celles qu'on nomme : Les maladies de l'aplomb.

TABLE DES MATIÈRES

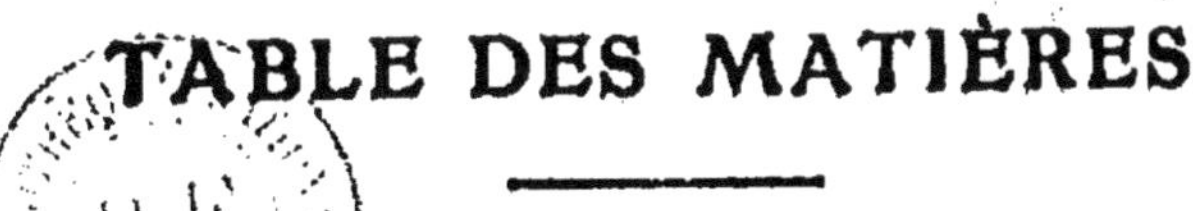

PREMIÈRE PARTIE

DEUXIÈME PARTIE

Etampes. — Imp. LA SEMEUSE

DANS LA MÊME COLLECTION

D. STARK

Comment Guérir les Maladies de l'Energie. — Le Besoin de Protection. — Défiance de soi-même. — Les Rêves vagues, etc., etc...

Clément GOH

Comment Guérir les Maladies de la Mémoire. — Les Défaillances. — Le Mirage des Souvenirs. — Absence du Mot, etc., etc.

Clément GOH

Comment Guérir les Maladies du Jugement. — Le Jugement et l'Opinion. — Jugement Passionnel. — Les défauts de Caractères, etc., etc.

Chaque volume prix : 0 fr. 75

www.ingramcontent.com/pod-product-compliance
Ingram Content Group UK Ltd.
Pitfield, Milton Keynes, MK11 3LW, UK
UKHW020211200726
13856UKWH00004B/1314